ITI International Team for Implantology

U0251524

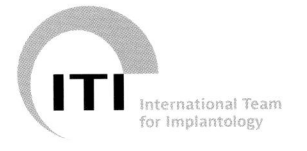

牙种植学的SAC分类

The SAC Classification in Implant Dentistry

主　编　（澳）安东尼·道森（A. Dawson）

　　　　（澳）斯蒂芬·陈（S. Chen）

主　译　宿玉成

北方联合出版传媒（集团）股份有限公司

辽宁科学技术出版社

沈阳

图文编辑：

邢俊杰　高　霞　凌　侠　董　明　胡书海　季秋实　贾崇富　姜　龙　李晓杰　刘慧颖　任　翔　许　诺
杨　茜　于　旸　尹　伟　左恩俊　高　阳　李　霞　浦光瑞　权慧欣　吴大雷　郑童娇　田冬梅　左　民
温　超　段　辉　吴　涛　邱　焱　蔡晓岚　阎　妮　李海英　郭世斌　李春艳　刘　晶　刘晓颖　孟　华
潘峻岩　秦红梅　沈玉婕　陶　冶

This is translation of
The SAC Classification in Implant Dentistry
by Dawson, Anthony and Chen, Stephen
© 2009 Quintessence Publishing Co., Inc
All Rights Reserved.

© 2019，简体中文版权归辽宁科学技术出版社所有。
本书由Quintessence Publishing Co., Inc授权辽宁科学技术出版社在中国出版中文简体字版本。著作权合同登记号：06-2018年第261号。

版权所有·翻印必究

图书在版编目（CIP）数据

牙种植学的SAC分类/（澳）安东尼·道森（A. Dawson），（澳）斯蒂芬·陈（S. Chen）主编；宿玉成主译.—沈阳：辽宁科学技术出版社，2019.1（2022.9重印）

ISBN 978-7-5591-0783-1

Ⅰ.①牙…　Ⅱ.①安…　②斯…　③宿…　Ⅲ.①牙再植—分类法　Ⅳ.①R782.12

中国版本图书馆CIP数据核字（2019）第131810号

出版发行：辽宁科学技术出版社
　　　　　（地址：沈阳市和平区十一纬路25号　邮编：110003）
印 刷 者：辽宁新华印务有限公司
经 销 者：各地新华书店
幅面尺寸：210mm×280mm
印　　张：11.5
插　　页：4
字　　数：333千字
出版时间：2019年1月第1版
印刷时间：2022年9月第3次印刷
责任编辑：陈　刚　苏　阳　殷　欣
版式设计：袁　舒
责任校对：李　霞

书　　号：ISBN 978-7-5591-0783-1
定　　价：298.00元

投稿热线：024-23280336
邮购热线：024-23284502
E-mail：cyclonechen@126.com
http://www.lnkj.com.cn

女神降临的SAC分集

The SAC Classification in Implant Dentistry

主编：
（澳）安东尼·道森（A. Dawson）
（澳）斯蒂芬·陈（S. Chen）
作者：
A. Dawson, S. Chen
D. Buser, L. Cordaro
W. Martin, U. Belser

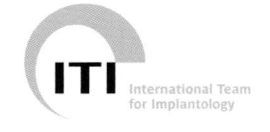

ITI International Team
for Implantology

主译：
宿玉成
译者：
宿玉成　耿　威　汪　霞
戈　怡　彭玲燕　陈德平
刘　倩　贾四庆　皮雪敏

牙种植学的SAC分类

Quintessence Publishing Co, Ltd
Berlin, Chicago, Tokyo, Barcelona, Istanbul,
London, Mexico-City, Milan, Moscow, Paris,
Prague, Seoul, Warsaw

本书说明

　　本书由国际口腔种植学会(ITI)组织世界知名专家编写而成,旨在针对不同的病例类型制定统一的分类标准,以方便临床上做出正确的诊疗计划。全书主要内容包括:SAC分类的决定因素、修正因素、外科病例分类、修复病例分类、SAC分类的临床应用等。全书内容全面、条理性强,适合口腔种植医生、研究生的临床学习、参考之用。

译者序

无疑，口腔种植已经成为牙缺失的理想修复方法。

口腔种植学（Implant Dentistry）作为口腔医学领域一个充满魅力的新兴学科已经悄然诞生。在短暂的二十几年间，一项刚刚被医生和患者所接受的牙缺失修复技术，迅速成长为涵盖诸多学术领域的口腔种植学，强烈地冲击着国内外口腔医学领域的学科设置体系。不管将口腔种植学理解为独立学科，抑或其他学科（例如，口腔修复学、牙周病学、口腔颌面外科学和整形外科学等）的密切相关者，其发展和普及的速度令人炫目。

牙种植技术，或称之口腔种植技术，显然是替代缺失牙的有效、先进、常规，甚至是标准的修复技术，在多数病例获得了缺失牙的功能和美学修复，甚至达到了艺术境界，其显著优势毋庸置疑。牙种植技术有其独立的特征，与已经存在的口腔颌面外科学、口腔修复学、牙周病学以及整形外科学等医疗技术密切相关，或是建立在这些学科相关技术基础之上，或是促进这些相关技术的进一步发展。

但是，必须理解获得牙种植成功的同时，存在着美学和功能的并发症风险。有些并发症可以获得治疗，有些是难以处理，甚至导致种植治疗的失败，可能为患者增添新的痛苦，甚至不可治愈。某些并发症是生物学或机械性的，或是患者本身因素所造成的，但是某些是医源性的。获得种植治疗成功和避免意外并发症的根本因素是医生，包括医生的受教育水平、技术、能力、经验和责任心。

为了获得种植治疗成功和避免并发症，国际口腔种植学会（ITI）推荐了口腔种植学的SAC分类，用于分类种植病例和种植治疗程序的复杂及风险程度。同时，SAC分类可以作为种植培训课程水平的分类基础，并为医生筛选病例和选择治疗程序提供参考标准。

为此，国际口腔种植学会（ITI）教育委员会基于共识研讨会（ITI Consensus Conference）的共识性论述，出版了本书，其主要内容包括：

- 牙种植学的SAC分类
- 牙种植学的风险因素和风险修正因素
- 牙种植病例和治疗程序的复杂与风险程度的判定

- SAC分类在各种病例类型和不同种植治疗方案中的临床应用

因此，译者认为本书是目前口腔种植的指导性文献，是种植病例和治疗程序分类方面的经典著作。

本书英文版在2009年刚刚出版发行。国际口腔种植学会（ITI）和国际精萃出版集团要求包括中文在内的各种文字翻译版本必须和原英文版本完全一致。换句话说，本书除了将英文翻译成中文外，版式、纸张质量、页码、图片质量以及中文的排版位置等与原书完全一致。这也体现了目前本书在学术界与出版界中的重要位置。

由于本书出现了许多新的名词、定义和概念，翻译难度较大。在此，感谢翻译组的同事们付诸的辛苦，以及在统稿过程中对专业名词、定义、概念的校准和统一过程中的耐心、细致。

尽管译者努力坚持"信、达、雅"的翻译原则，尽量忠实于原文、原意，但由于翻译水平有限，难免出现不妥和错误之处，请同道批评指正。

至此，我们已经将"国际口腔种植学会（ITI）口腔种植临床指南"系列丛书的第一卷（《美学区种植治疗：单颗牙缺失的种植修复》，2007年出版）、第二卷（《牙种植学的负荷方案：牙列缺损的负荷方案》，2007年出版）、第三卷（《拔牙位点种植：各种治疗方案》，2008年出版）以及《牙种植学的SAC分类》（2009年出版）的中文译本全部奉献于读者（中译本分别于2008年和2009年出版）。感谢读者与我们共同分享"国际口腔种植学会（ITI）口腔种植临床指南"系列丛书的精华，服务和惠顾于牙列缺损和缺失的患者。

"国际口腔种植学会（ITI）口腔种植临床指南"系列丛书是牙种植学领域的巨著和丰碑。它将持续不断地向读者推出牙种植学各个领域的经典著作。

最后，感谢国际口腔种植学会（ITI）、国际精萃出版集团和辽宁科学技术出版社对译者的信任，感谢辽宁科学技术出版社在本系列丛书中译本出版过程中的合作与贡献。

The SAC Classification in Implant Dentistry